Extrait du *Bulletin de l'Académie de médecine.*

(Séance du 13 Mai 1913.)

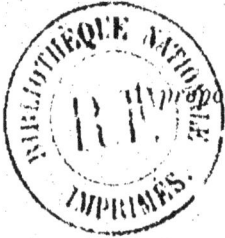

À propos de la stomatite dite aphteuse,

par M. V. GALIPPE.

Je saisis l'occasion qui m'est offerte, d'abord de féliciter notre
savant collègue M. Cadiot de l'exposé lumineux dont il vient de
nous donner lecture, et aussi de renouveler devant l'Académie
les réserves que j'avais déjà faites en 1902, à propos d'une com-
munication de notre regretté collègue Josias, sur la spécificité de
la stomatite aphteuse.

De l'importante série de documents réunis par M. Cadiot,
auxquels sa compétence donne une valeur particulière, il résulte
bien que la fièvre aphteuse des animaux, en particulier, des
bovidés, peut être transmise à l'homme et, le plus souvent, par
inoculation directe. Mais en est-il de même dans les conditions
habituelles de la vie, c'est-à-dire par la consommation du lait
provenant de vaches atteintes de fièvre aphteuse et consommé
bouilli ou non ?

M. Cadiot nous fournit quelques exemples de ce mode de
contagion, mais il convient lui-même, qu'au moins dans notre
pays, ces cas sont rares et, j'ajouterai, peu démonstratifs, pour
les raisons cliniques que je me propose de faire valoir ci-après.

La rareté de ces cas de contagion est telle que, dans son
rapport si documenté, M. Cadiot nous fait en quelque sorte
toucher du doigt les hésitations qui, depuis plus d'un demi-
siècle, ont hanté l'esprit de médecins et de vétérinaires éminents
et d'hygiénistes qualifiés. Rayer doutait de la contagion de la
fièvre aphteuse. Le Conseil de salubrité du département de la
Seine, émettait en 1839 l'opinion qu'il n'y avait pas lieu d'inter-
dire la vente du lait des vaches atteintes de fièvre aphteuse. Plus
près de nous, Magne et Raynal (1873) professaient la même

opinion, qui, il est juste de le reconnaître, n'était pas unanimement acceptée.

En 1876, nous dit M. Cadiot, sur l'initiative de la Préfecture de la Seine, une vaste enquête fut faite par les vétérinaires français sur la transmission de la fièvre aphteuse des bovidés à l'homme, et presque toutes les réponses furent négatives. A la même époque, une enquête, poursuivie parallèlement en Suisse, permit de conclure que cette contagion devait être considérée comme exceptionnelle. Mais voici qu'à l'encontre de ces faits rassurants, Bussenius et Siegel (1897) rapportent un nombre tout à fait impressionnant de cas de contagion de la fièvre aphteuse des animaux à l'homme. Ces auteurs ont-ils eu affaire à une épidémie particulièrement sévère, les sujets qu'ils ont observés présentaient-ils une aptitude particulière à la contagion? Cela est possible; mais ces faits n'en sont pas moins troublants.

Est-on en droit de tirer de ces observations des conclusions générales applicables à toutes les épidémies et à tous les pays, au nôtre, en particulier? Nous ne le pensons pas et, comme le dit avec raison M. Cadiot, si les cas de contagion étaient aussi fréquents que pourraient le faire craindre les observations de Bussenius et Siegel et les assertions de certains auteurs français, la question ne serait plus discutable. Il n'en est pas ainsi.

Nous partageons donc l'opinion de notre collègue M. Cadiot, qui admet que, dans certaines conditions, la fièvre aphteuse des bovidés peut-être transmise à l'homme avec un appareil symptomatique identique à celui observé chez les animaux malades, mais cette contagion, au moins dans notre pays, est tout à fait exceptionnelle. « Si l'on considère, poursuit notre collègue, que la fièvre aphteuse règne en Europe depuis près d'un demi-siècle, presque sans interruption en certain pays, que maintes fois ses recrudescences ou retours offensifs ont été particulièrement graves, que, pendant toute la durée des épizooties qui se sont succédé, des milliers de personnes ont été quotidiennement exposées à la contagion, on est naturellement porté à croire que la transmission à celles-ci doit être d'une très grande rareté, subordonnée à des conditions dont la réalisation serait tout exceptionnelle. »

Mais, dit encore M. Cadiot, si la fièvre aphteuse chez l'homme est si bénigne qu'elle peut passer inaperçue, elle ne présente plus alors l'appareil symptomatique (éruption cutanée, fièvre, diarrhée, etc.) qui caractérise la fièvre aphteuse. Il y a là une sorte de contradiction.

Pourquoi certaines épidémies semblent-elles faire plus de victimes chez l'homme que d'autres? M. Cadiot, pour expliquer cette nocivité plus grande, invoque l'extrême malignité du virus de ces épidémies. Il y aurait des épidémies plus ou moins virulentes et la morbidité et la mortalité seraient correspondantes. Des épidémies bénignes et des épidémies graves alterneraient, les premières donnant de nombreux cas de contagion à l'homme, les secondes peu ou point.

Cette façon d'envisager les choses est parfaitement admissible; toutefois, une objection se présente à l'esprit : ces épidémies alternantes n'étant nécessairement pas contemporaines, il est difficile d'établir entre celles-ci une comparaison exacte, alors même qu'elles se produiraient dans le même pays. Et si l'on compare entre elles des épidémies frappant diverses contrées, on peut avoir affaire tantôt à une épidémie bénigne en un point, tantôt à une épidémie grave dans un autre.

Quoi qu'il en soit, nous avons pensé qu'une enquête faite dans un même pays, ravagé périodiquement par la fièvre aphteuse, depuis plus d'un demi-siècle, c'est-à-dire ayant été le théâtre d'épidémies de gravité variable, pourraient fournir des résultats instructifs.

Ayant, depuis de longues années, notre attention attirée sur cette question, nous avons interrogé des vétérinaires, des médecins, des pharmaciens, exerçant dans trois cantons contigus à notre pays natal.

Parmi les vétérinaires qui ont bien voulu me donner des renseignements, l'un exerçant depuis plus de trente ans dans le même pays et ayant observé cinq épidémies de fièvre aphteuse, n'a jamais constaté un cas de contagion des animaux à l'homme, et cependant, ajoute-t-il, « les personnes chargées de soigner les malades ne prennent aucune précaution ».

Un autre confrère, également très instruit, vétérinaire départemental et, par conséquent, très au courant de la marche des épidémies, m'écrivait, il y a quelques mois, qu'il regrettait vivement de ne pouvoir me citer des cas bien avérés de transmission de la fièvre aphteuse des animaux à l'homme, tout au moins par la consommation de lait provenant de vaches malades. Il ajoutait qu'il n'avait eu lui-même aucune constatation de ce genre à faire, et qu'il n'avait entendu parler de rien de semblable par les vétérinaires sanitaires, au cours de la dernière épidémie.

Mon correspondant me signale toutefois une observation faite par lui en 1907 qui semble être un cas d'inoculation directe. Il s'agit d'un enfant de trois ans, fils d'un gardien d'abattoir, qui présenta des aphtes très bien caractérisés sur les gencives et sur la langue, accompagnés d'une fièvre intense et de douleurs locales très fortes. Peu de jours auparavant, cet enfant avait été surpris tenant à la main un onglon de porc, atteint de fièvre aphteuse et détaché spontanément.

On peut supposer que cet enfant avait porté à sa bouche, comme on a tendance à le faire à cet âge, l'onglon contaminé et s'était ainsi directement infecté. Il guérit sans incident particulier.

Parmi les médecins auxquels j'ai demandé s'ils avaient observé des cas de transmission de la fièvre aphteuse des animaux à l'homme, j'ai obtenu des réponses pour ainsi dire unanimement négatives. Et cependant, parmi eux, il en est qui ont exercé entre trente et cinquante années dans la même localité.

Toutefois, l'un de mes correspondants m'a écrit qu'au cours de la dernière épidémie, il avait eu l'occasion de soigner trois ou quatre cas de contagion des animaux à l'homme. Un de ces malades aurait présenté des ulcérations sur plusieurs parties du corps, les autres dans la cavité buccale seulement. Cette contagion se serait faite par l'ingestion du lait uniquement.

J'attache le plus grand prix à l'opinion des pharmaciens que j'ai interrogés. Outre que la plupart font partie des Commissions d'hygiène locales, ils sont, de par leur profession même, très au courant des oscillations de la santé publique, et, en particulier, des épidémies pouvant se déclarer dans la région qu'ils habitent. Parmi ceux-ci, il en est qui ont exercé leur art pendant plus d'un demi-siècle dans le même pays, d'autres, pendant trente ou quarante ans! Or, il n'en est aucun qui ait observé qu'à une épidémie de fièvre aphteuse chez les animaux, ait correspondu une épidémie parallèle de stomatite aphteuse chez l'homme. Cette constatation est tout à fait démonstrative.

Mais, m'objectera-t-on, l'existence de la stomatite aphteuse chez l'homme est d'observation courante, banale. C'est ici que ma tâche devient particulièrement délicate, puisqu'il s'agit pour moi de démontrer que depuis de longues années nous vivons sur une erreur d'interprétation. Que de fois n'ai-je pas observé, lorsque j'avais un service de consultation à l'hôpital des

Enfants-Malades, des médecins, des étudiants en médecine, faire le diagnostic de stomatite aphteuse, uniquement parce qu'ils constataient, dans la bouche d'un petit malade atteint ou non d'une gingivo-stomatite infectieuse, la présence d'un ou de plusieurs aphtes. C'est l'opinion classique et l'on peut dire qu'elle est généralement adoptée. Il résulte de cette manière de voir que beaucoup de médecins, et de très bonne foi, croient fermement avoir observé des cas fréquents de stomatite aphteuse, et si, d'aventure, leurs observations ont coïncidé avec une épidémie de fièvre aphteuse chez les bovidés, ils se sont cru légitimement autorisés à conclure à la contagion.

Il convient donc d'examiner si ce qu'on décrit sous le nom de stomatite aphteuse banale de l'homme a des caractères cliniques suffisamment tranchés pour lui conférer une existence à part? Nous ne le pensons pas. La présence d'un aphte suffit-elle à elle seule à caractériser une forme clinique de gingivo-stomatite, nous ne le croyons pas davantage.

Pour ce qui regarde le tableau clinique assigné à la stomatite dite aphteuse, on voit qu'il se superpose très exactement à celui de la gingivo-stomatite ulcéro-membraneuse, avec un épiphénomène en plus, l'aphte!

Pour que l'aphte puisse suffire à lui seul à caractériser une forme de stomatite, il faudrait qu'il soit inséparable de cette stomatite et qu'il n'ait jamais été observé en dehors de celle-ci. Or, il n'en est pas ainsi : on peut voir des aphtes apparaître sans stomatite et des stomatites présentant les caractères cliniques assignés à la stomatite aphteuse, évoluer sans apparition d'aphtes.

Jusqu'ici, au moins à notre connaissance, on n'a pas établi de caractères cliniques différentiels très nets entre l'aphte banal et celui qu'on rattache à une infection spécifique. L'examen bactériologique du contenu des aphtes pratiqué par différents auteurs n'a fourni que des résultats incertains ou dissemblables.

Sur ce point, nos connaissances sont donc très vagues.

Les conditions dans lesquelles se produisent les aphtes sont loin d'être toutes connues, à notre avis, au moins ; la cause la plus fréquente est l'*auto-inoculation*. Que de fois, j'ai observé que les aphtes situés à la face interne de la lèvre inférieure, par exemple, correspondaient très exactement, soit à la présence d'une concrétion de tartre salivaire formant saillie sur le collet de la dent, le tartre ayant agi certainement comme agent irritant et vraisemblablement aussi, comme agent infectieux; soit à un cul-de-sac gingival laissant sourdre un pus abondant? Les aphtes observés, au niveau du frein de la langue, n'ont pas une origine différente. Un débris de dent ulcérant la muqueuse buccale peut également provoquer l'apparition d'un aphte, subissant comme les précédents l'évolution habituelle et laissant après lui une ulcération plus ou moins profonde. C'est la face interne de la lèvre inférieure dans les points où la muqueuse est en contact direct avec le rebord alvéolaire qui est en quelque sorte le lieu d'élection de ces auto-inoculations, mais on rencontre fréquemment des aphtes sur tous les points de la muqueuse buccale ou linguale et en particulier dans la région vestibulaire.

L'apparition des aphtes, les ulcérations qui leur succèdent, provoquent des douleurs généralement vives, du gonflement, de la dysphagie, etc.

La peau de la face n'échappe pas à ces auto-intoxications. Plus d'une fois, je les ai observées, soit chez des enfants atteints de gingivo-stomatite infectieuse, soit chez des adultes présentant une forme grave de pyorrhée alvéolaire et gardant pendant leur sommeil le décubitus latéral. Ils laissent ainsi échapper une salive virulente et abondante ; cette sécrétion trace un sillon rouge sur la joue et provoque l'apparition d'aphtes sur celle-ci.

Dans le premier cas, nous avions bien de la gingivo-stomatite infectieuse, c'est-à-dire une affection aiguë; dans le second, une affection chronique, apyrétique, indolore, et n'ayant de commun avec la première, qu'une salivation abondante et virulente.

Si l'on me demandait pourquoi il se produit tantôt des ulcérations d'emblée, tantôt des aphtes suivis d'ulcérations, je serais fort embarrassé pour répondre. On peut supposer que les aphtes sont produits par des agents infectieux inconnus de nous ou qu'ils ne se montrent que sur des sujets constitutionnellement prédisposés, ou bien encore que la réunion de ces deux conditions est nécessaire. Personnellement, je suis disposé à croire que l'état général du sujet a une influence considérable (état infectieux, dépression résultant d'une maladie grave, prédisposition constitutionnelle).

Il est une manifestation pathologique, non décrite par les auteurs et dont, pour ma part, je ne connais que deux cas : l'un a été publié par M. le Dr Capot, de Quissac-Naudin (Thèse de Paris, 1910), l'autre est inédit et a été recueilli par moi.

Dans le premier, il s'agit d'un étudiant en médecine. Depuis sa plus tendre enfance il ne se passe pas de mois où il ne souffre pendant une semaine au moins de deux ou trois aphtes et toujours dans la bouche. Souvent une poussée est suivie d'une autre, et il pense qu'en définitive, un tiers de sa vie se passe avec cette abominable et douloureuse manifestation. « Actuellement (1910), écrivait-il, je viens d'avoir deux ulcérations de ce genre il y a trois semaines; je dus quitter le service où je suis externe et m'aliter quelques jours, presque sans pouvoir parler. J'avais quatre aphtes, dont un de la dimension d'une pièce de vingt centimes. En vacances, à Paris, au régiment, j'en ai et en ai toujours eu, depuis au moins quinze ans.

« Je prévois certainement parfois mes aphtes : quand je me fais une ulcération buccale avec du pain, ma brosse à dents, je suis sûr, deux jours après, d'être porteur d'un ou de plusieurs aphtes.

« Mon alimentation n'a rien de particulier. Cependant, il est possible qu'il y ait contamination par le lait, mais comme depuis quinze ans, au moins, une fois par mois et souvent deux, je suis atteint de stomatite aphteuse, quelquefois avec état général et fièvre, je ne puis croire que cette contamination soit possible.

« Autre fait remarquable, ceci semble héréditaire dans ma famille. J'ai toujours connu mon père suçant des pastilles de chlorate de potasse pour combattre des aphtes constants, et sur cinq enfants que nous sommes, deux seulement en ont constamment : ma sœur et moi, qui sommes les deux aînés. Jamais les autres n'en ont eu, bien que se nourrissant de façon identique (1). »

Une dame de mes clientes, dont la vie est littéralement empoisonnée par l'apparition périodique d'aphtes très douloureux, décrit ainsi les épreuves qu'elle a subies depuis qu'elle est au monde : « Aussi loin qu'il me souvienne, j'ai toujours eu des aphtes. Ma mère m'a raconté qu'ayant à peine quinze jours (j'étais nourrie au biberon), je poussais continuellement des cris de douleur. Un médecin fut appelé et constata la présence d'aphtes dans la gorge et dans la bouche. Le biberon fut supprimé et remplacé par l'allaitement au sein. La situation s'améliora, mais néanmoins les aphtes réapparaissaient de temps en temps et le médecin traitant était forcé d'intervenir. »

La malade se souvient qu'à partir de l'âge de dix ans elle eut

(1) *Loc. cit.*, p. 45 et 46.

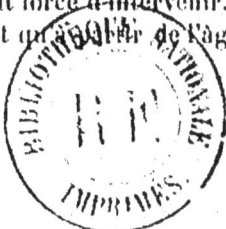

des crises d'aphtes extrêmement violentes et fort douloureuses. Ces crises se reproduisaient trois ou quatre fois par an et débutaient par des maux de tête très violents, un malaise général, de la courbature dans tous les membres, de l'embarras gastrique. Les glandes sous-maxillaires étaient gonflées et douloureuses; puis se déclarait une angine très violente, avec dysphagie, ne permettant même pas d'ingurgiter des liquides. La fièvre était ardente et pouvait atteindre jusqu'à 40 degrés centigrades.

Le traitement institué consistait dans l'administration de purgatifs et dans l'application de topiques locaux. Quand cette thérapeutique se montrait insuffisante, on recourait à l'emploi de vomitifs, dont l'action se montrait particulièrement favorable.

La période aiguë durait environ huit jours pendant lesquels la malade ne pouvait ingurgiter que des boissons glacées. La fièvre diminuait vers le cinquième jour et, généralement, vers le huitième, la convalescence commençait et durait environ une semaine.

Pendant ces crises, la malade maigrissait d'une façon extraordinaire et offrait l'aspect d'une personne qui aurait fait une grave maladie. Dans l'intervalle de ces grandes crises, des aphtes apparaissaient de temps à autre dans la bouche, mais en petit nombre. Ils duraient environ huit jours.

A l'âge de douze ans, la menstruation s'établit et à chaque période menstruelle correspondait une crise d'aphtes extrêmement violente. Vers l'âge de quinze ans, ces crises ne se produisirent plus que tous les deux mois.

De l'âge de quinze ans jusqu'à celui de vingt et un ans, il se produisit en moyenne trois fortes crises par année. De vingt et un à vingt-sept ans, les crises d'aphtes se montrèrent un peu plus rarement. Le mariage amena un ralentissement très marqué dans l'apparition des crises. Au commencement d'une grossesse, il se produisit une crise très violente, puis tout rentra dans l'ordre jusqu'à l'accouchement. A partir de cette époque, les crises aphteuses réapparurent avec intensité et éclataient chaque mois à l'époque des règles.

Une seconde grossesse survint et, contrairement à ce qui s'était produit lors de la première, les crises aphteuses se montrèrent fréquemment. Les aphtes siégeaient uniquement dans la bouche, la gorge restant indemne. Ils étaient extrêmement douloureux et laissaient après eux des ulcérations profondes et lentes à se cicatriser. Mme X... allaita son enfant et, à partir de ce moment, les aphtes se montrèrent dans la bouche avec une fréquence désespérante.

Voici, d'après le sujet de cette observation, comment se produisaient les aphtes : Il apparaissait d'abord une petite élevure rouge, grosse comme une tête d'épingle, donnant lieu, pendant deux ou trois jours, à des picotements d'intensité variable. Puis cette élevure s'élargissait, s'aplatissait et prenait le caractère vésiculeux. La vésicule devenait blanc grisâtre et faisait place à une ulcération à fond gris noirâtre, gagnant en largeur et en profondeur et donnant lieu à des douleurs extrêmement vives. Ces ulcérations n'étaient ni symétriques ni auto-inoculables et s'observaient aussi bien sur la langue que sur la muqueuse buccale proprement dite. Il ne s'en est jamais produit sur d'autres parties du corps.

Pendant la durée de l'allaitement, les aphtes augmentèrent de volume et les ulcérations consécutives, au lieu de disparaître en une huitaine de jours, eurent une durée variant de trois à cinq semaines.

A la période de décroissance, la douleur allait en s'atténuant, l'ulcération diminuait en surface et en profondeur et se cicatrisait. Cette période d'accalmie n'était pas de longue durée et de nouveaux aphtes apparaissaient au grand désespoir de la patiente.

Aucun traitement, soit préventif, soit curatif, n'a donné de résultat appréciable.

Mme X... est très nerveuse et arthritique, et elle a remarqué que les fortes impressions morales qu'elle ressentait provoquaient l'apparition des aphtes.

Elle est habituellement très constipée et combat systématiquement, par les moyens les plus variés, ce mauvais fonctionnement de l'intestin. On peut supposer que la constipation et l'apparition des aphtes sont liées à un même état général.

Le père et la mère de cette dame n'ont jamais présenté d'aptitude spéciale à faire des aphtes ; il en est de même de ses enfants.

Deux observations sont insuffisantes pour en tirer des conclusions générales. Celles-ci permettent, néanmoins de mettre en lumière le fait suivant : c'est qu'il est des personnes qui sont prédisposées constitutionnellement à faire des aphtes ; que cette aptitude est rarement aussi marquée que chez les sujets des deux observations que nous avons rapportées ici, mais qu'elle peut se montrer occasionnellement, sous l'influence de causes diverses, chez un nombre assez considérable d'individus.

On voit également combien il est imprudent de porter le diagnostic de stomatite aphteuse, uniquement parce que l'on constate dans la bouche la présence d'un ou de plusieurs aphtes.

Les observations de stomatite aphteuse recueillies chez l'homme devraient donc être soumises à une sévère revision.

Nous ne sommes pas les seuls à avoir à lutter contre ces causes d'erreur, et nos confrères pratiquant la médecine vétérinaire, ont décrit chez les bovidés une forme de stomatite pseudo-aphteuse, non contagieuse, qui est souvent confondue avec la fièvre aphteuse ou cocotte. M. E. Jombert, vétérinaire à Mer, en a publié plusieurs observations. Les ulcérations observées dans la bouche sont jaunâtres et indurées et ne provoquent pas de salivation. On n'observe rien ni aux mamelles, ni aux onglons et, lorsque les vaches vêlent, les veaux s'élèvent sans présenter rien de particulier : « Tout cela est fort grave, dit l'auteur. Que les vétérinaires pensent donc avant de se prononcer et de faire agir la loi, qui est stricte et dure pour la cocotte, qu'ils pensent donc, dis-je, à toutes ces érosions et exfoliations, à tous les ulcères qu'on rencontre *souvent* sur la muqueuse buccale. Et surtout, quand il n'y a aucun symptôme de fièvre aphteuse ni sur les mamelles, ni aux onglons, qu'ils y réfléchissent sérieusement, et ils éviteront tous ces agissements qui font *critiquer* leur valeur scientifique. »

Ces renseignements m'ont été confirmés par un vétérinaire très distingué, chargé de l'inspection des abattoirs de la ville de Blois, M. Wallet.

En dépit des beaux travaux de notre collègue M. le professeur Vincent, sur l'angine et la stomatite produites par la symbiose fuso-spirillaire, angine et stomatite universellement décrites aujourd'hui sous son nom, l'accord est loin d'être fait entre les médecins, les stomatologistes, sur le point de savoir si la stomatite de Vincent et la stomatite de Bergeron sont ou non identiques.

Nous laissons ici la parole à M. Vincent, à l'opinion duquel nous nous rallions volontiers : « On sait que la stomatite ulcéro-membraneuse à régné autrefois à l'état épidémique. Les grandes épidémies de la Vendée et de la Touraine, décrites autrefois par Bretonneau, les nombreux cas observés par Taupin, Bergeron, Malapert, Lacronique, Guerprate, etc., viennent le témoigner. »

« Il est dès lors intéressant de se demander quelles relations unissent les redoutables épidémies d'autrefois à la stomatite sporadique et d'ordinaire bénigne observée de nos jours. Quelques auteurs (Bernheim, Lesueur, Surmont, etc.) n'ont pas hésité à admettre l'identité de nature des deux affections. Il me paraît, cependant, que c'est là une affirmation hasardée.

« *En effet, toutes les stomatites, quel que soit leur agent patho-gène, peuvent affecter parfois, ainsi que je l'ai dit, des caractères cliniques semblables et, dès lors, on ne peut fonder sur la simili-tude de leurs symptômes, l'hypothèse de leur origine bactérienne commune.*

« D'autre part, les stomatites à microbes pyogènes peuvent sévir, elles aussi, à l'état épidémique (Loblowitz). Il en est de même des stomatites à leptothrix et à coli-bacilles ; Blumer et Mac-Farlan ont observé 173 cas de ces dernières dans un groupe d'enfants.

« J'ajouterai que la stomatite à spirilles et à bacilles fusiformes n'a nullement la gravité et le degré de contagiosité extrême qui caractérisaient l'ancienne stomatite de Bretonneau, Bergeron, Taupin, etc.

« Enfin, le traitement par le chlorate de potasse, qui était considéré comme spécifique par Bergeron, même dans la stoma-tite épidémique grave, ne paraît pas posséder de réelle efficacité dans la stomatite à spirilles et bacilles fusiformes.

« Il ne me paraît donc pas possible d'admettre l'hypothèse de l'identité de l'ancienne stomatite épidémique avec la stomatite à bacilles fusiformes.

« Par contre, certains microbes infectieux, tels que le *nekrose bacillus* découvert par Löffler dans certaines stomatites malignes et qui a été retrouvé par Ellermann, semblent répondre beau-coup mieux à l'étiologie de la stomatite d'autrefois (1). »

Comme nous le disions tout à l'heure, il existe des diver-gences chez les auteurs classiques sur le point de savoir si, contrairement à l'opinion exprimée par M. Vincent, on ne doit pas identifier sa stomatite avec celle de Bergeron ; alors que notre collègue pense que la stomatite qu'il a décrite n'est ni très contagieuse ni épidémique, ces mêmes auteurs pensent que, comme la stomatite de Bergeron, celle de Vincent peut devenir

(1) H. Vincent. La symbiose fuso-spirillaire, ses déterminations patholo-giques. *Ann. de Dermatologie et de Syphiligraphie*, p. 420 et suiv., 1904.

contagieuse et épidémique (Grenet). Si l'association fuso-spirillaire de Vincent peut venir se greffer, comme élément ulcératif,
sur une stomatite polymicrobienne, on ne saurait identifier ces
cas à la stomatite de Bergeron qui serait primitivement ulcéreuse (Grenet). Mais Bergeron pensait que les ulcérations dans
la stomatite qu'il a décrite étaient précédées, soit d'une vésicule
au niveau des gencives, soit d'une plaque jaune, d'apparence
pustuleuse, dans les autres points de la cavité buccale (cité par
Weill). Ces manifestations devaient être bien fugaces, car beaucoup de médecins déclarent ne les avoir jamais observées.

Pour M. Marfan, la stomatite ulcéro-gangréneuse que j'ai
signalée en 1889-1890 et qui débute, chez les enfants prédisposés par leur mauvais état général, au niveau d'un capuchon
muqueux recouvrant partiellement une molaire inférieure en
voie d'évolution, soit la seconde molaire de lait, soit la première
grosse molaire inférieure permanente, ne serait pas non plus
identique à la stomatite de Vincent et serait d'observation courante (Grenet) (1).

En revanche, dit M. Marfan, la stomatite de Vincent est rare et
celle de Bergeron a disparu.

Nous pourrions multiplier ces exemples. Ceux que nous don-
nons suffisent, pensons-nous, à montrer combien, actuellement,
l'opinion des médecins varie sur ces questions pourtant si
importantes.

Il en est de même pour la stomatite dite aphteuse. M. Comby
estime qu'il faut réserver le nom d'aphtes à la maladie générale
transmise par les bovidés et que les lésions analogues survenant
au cours d'infections banales ne sont pas différentes de l'herpès.
Moizard et Grenet combattent avec raison cette opinion et se
basent sur ce fait que les aphtes ne se groupent pas en bouquet
comme les vésicules d'herpès.

Dans les cas de crises aphteuses que nous avons rapportés, le
processus ulcératif est-il déterminé par la symbiose de Vincent?
Actuellement, nous n'en savons rien, mais nous saisirons avec
empressement la première occasion qui se présentera, pour nous
en assurer.

---

(1) Ces manifestations ulcéro-gangréneuses peuvent également être
observées lors de l'apparition de la deuxième grosse molaire inférieure
permanente ou de la troisième grosse molaire inférieure permanente (dent
de sagesse).

Ce qu'il faut retenir de tout ceci, c'est que les formes graves de stomatite ulcéreuse ou gangréneuse, autrefois épidémiques et meurtrières, vont en s'atténuant et se modifiant. Elles finiront sans doute par disparaître complètement, grâce aux progrès de l'hygiène et du bien-être général. Ce qui demeure, c'est l'appareil symptomatique, commun à toutes ces formes, et dont la gravité varie suivant les pays, les individus et les conditions morales ou physiques qui agissent si profondément sur la santé publique. C'est là, pensons-nous, une des causes de la confusion régnant actuellement dans la classification et la description des stomatites. Celles-ci ont évolué et évoluent tous les jours, mais elles semblent bien dériver d'une cause générale commune.

Il y a eu autrefois en Picardie, à Aumale en particulier et dans les environs, des épidémies terribles de maux de gorge gangréneux, débutant par des aphtes et qui ont littéralement ravagé les pays contaminés. Suivant des renseignements inédits que je possède, ces épidémies étaient tellement meurtrières que certains villages n'avaient plus ni médecin, ni chirurgien pour soigner les malades, ni prêtre, ni fossoyeurs pour enterrer les morts. Nous avons sur ces épidémies un document du plus haut intérêt publié en 1768, par un médecin de premier ordre, mon compatriote Pierre Antoine Marteau, de Grandvilliers. Me proposant de publier, d'après un manuscrit inédit, la biographie et la liste des ouvrages de ce savant médecin, j'indiquerai seulement à grands traits, me réservant d'en faire ultérieurement une analyse plus complète, les symptômes principaux de cette maladie.

Elle était à peu près inconnue en France; toutefois, Chaumel, en 1749, et Raulin l'avaient signalée. Le mal de gorge gangréneux était donc considéré comme maladie nouvelle. Il n'en était pas de même en Allemagne, où elle était commune. Marteau vit la première épidémie en 1751 à Aumale, mais elle existait antérieurement dans les paroisses circonvoisines. Les enfants surtout étaient frappés et, dans un village comptant quarante foyers, quarante enfants avaient été enlevés par la maladie. Cette affection marchait si vite qu'à peine avait-on fait le diagnostic d'aphte gangréneux que le malade était emporté! C'était souvent l'affaire de deux ou trois jours. Aussi, au début de ces épidémies, Marteau avoue, avec une honnête et douloureuse sincérité, avoir perdu beaucoup de malades. Ce n'est qu'après bien des tâtonnements qu'il recourut uniquement, par une sorte de prescience géniale, aux topiques locaux, aux antiseptiques et aux toniques.

Le caractère contagieux de cette maladie ne faisait aucun doute pour lui, et il pensait que les « miasmes contagieux » se propageaient par l'haleine des malades.

La maladie débutait tantôt par un peu de fièvre, un léger sentiment de douleur à la gorge, tantôt par un frisson subit et une douleur soudaine sur l'une des amygdales et dans l'oreille interne du même côté; d'autres fois, on observait un gonflement plus ou moins considérable, avec douleur d'intensité variable, de la parotide ou des glandes maxillaires ; quelquefois, des vomissements, de la diarrhée. Dans certains cas, se déclarait une « fièvre rouge », avec selles putrides et météorisme de l'abdomen, le mal de gorge consécutif à ces symptômes était généralement mortel.

On observait une dysphagie presque complète, avec de vives douleurs. Tantôt une seule amygdale était atteinte, tantôt la seconde se prenait à son tour, par propagation. Il se produisait des nausées et des vomissements. Les enfants se montraient très abattus, très oppressés, avec jactation des membres continuelle.

Tantôt d'un blanc rosé, tantôt d'un rouge purpurin et terne, les amygdales se recouvraient « d'hydatides ou vésicules blanches ». À leur tour, ces aphtes se revêtaient d'une pellicule blanche, plus ou moins épaisse. Cette pellicule gagnait en étendue dans l'espace de quelques heures et couvrait toute l'arrière-bouche, ou parfois envahissait tout le palais ainsi que les gencives. L'aphte gangreneux était constitué. Il se produisait du ptyalisme et la déglutition devenait impossible.

La gangrène se transmettait fréquemment au larynx, à la muqueuse de la trachée et des bronches, aux poumons, à la membrane pituitaire. Quand l'aphte s'étendait vers le pharynx, il gagnait promptement l'œsophage, l'estomac, l'intestin, et à l'autopsie on trouvait les aphtes dans tout le tube digestif.

Les aphtes ne prenaient pas toujours le caractère phagédénique et chez certains malades on en observait qui restaient bénins. Ils ne différaient pas des premiers par leur aspect extérieur.

Au cours de la maladie apparaissait une éruption cutanée qui, suivant les caractères qu'elle présentait et l'époque à laquelle elle se produisait, permettait d'augurer la guérison ou la mort. Dans les cas favorables l'épiderme se détachait en larges écailles, ressemblant, dit Marteau, à du son.

Parfois, ajoute cet auteur, la maladie prenait un caractère

d'une excessive gravité, et les malades succombaient dans l'espace de trente-six à quarante-huit heures. Cette forme était contagieuse et emportait plusieurs sujets dans une même maison et à de courts intervalles. Elle ne différait de la première que par l'absence des éruptions et des aphtes à la gorge, mais ce n'était, au fond, qu'une même maladie, à laquelle Marteau a donné le nom de *choléra morbus aphteux.*

Les malades étaient subitement frappés d'un léger mal de gorge avec frisson ; le pouls était à peine perceptible. Puis, ils étaient pris de vomissements continuels, d'une diarrhée abondante et d'une odeur pestilentielle. La mort était rapide. Quand on pouvait intervenir assez tôt, ce *choléra morbus* se convertissait en mal de gorge gangréneux et les symptômes rentraient dans ceux que nous avons résumés. Ces deux formes régnaient en même temps.

L'épidémie de 1756-57 fut particulièrement cruelle. A cette époque, le pain était très cher. Le peuple n'avait, pour assouvir sa faim, que des fruits à noyaux et, surtout, une quantité prodigieuse de prunes. Puis vint une récolte très abondante de poires et de pommes que les enfants mangeaient avant leur maturité. Le peuple avait dû remplacer le pain de froment par du pain de seigle, dont le prix modique lui faisait oublier, dit l'auteur, sa disette passée. Est-il étonnant, ajoute Marteau, que de si chétives nourritures aient produit une si grande quantité de vers (les enfants en rendaient beaucoup), tant de fièvres putrides sous différents masques et tant de dispositions à la gangrène.

On a voulu voir de nos jours, dans ces angines gangréneuses, une forme de diphtérie compliquée de scarlatine. Nous nous garderons bien de nous départir de la plus extrême réserve dans la discussion de ces diagnostics rétrospectifs, sachant trop bien quel rôle prépondérant jouent, en pareille matière, les idées préconçues. Un médecin aussi instruit que Marteau et possédant ses classiques, ne pouvait guère ignorer l'existence de cette maladie qui, plus tard, reçut le nom de diphtérie. Un siècle et demi auparavant, l'Espagne avait été ravagée pendant une dizaine d'années par une épidémie d'angine, que de nos jours on a également assimilée à la diphtérie. Mais, quand on se reporte à la description de cette maladie, même en tenant compte des modifications que le temps et la différence des lieux et, d'une façon générale, des influences qui modifient l'aspect et la gravité des épidémies, il est difficile d'admettre sans discussion l'identité

de celles-ci avec la diphtérie. Cette identité ne s'impose pas
avec l'autorité de l'évidence. Quand on se reporte à la description donnée par le médecin espagnol Ilephonse Nunez (1), qui
avait eu sous les yeux, en 1605 et les années suivantes, une épidémie de *Garrotillo*, et que l'on compare les symptômes observés
par lui à ceux décrits par Marteau, on constate de grandes diffé-
rences dans la marche de la maladie. Ceux qui en étaient atteints,
mouraient généralement asphyxiés, comme si on leur avait serré
une corde autour du cou. Il nous parle bien d'aphtes, *aphtus
malignus*, mais il semble confondre, comme un grand nombre
d'auteurs anciens, ulcération et aphte, ou mieux les comprendre
dans une seule et même appellation. Il qualifie ces ulcérations
par les épithètes, pâles, sordides, putrides et corrosives. Elles
devenaient gangréneuses et se mortifiaient, *carbonculosa ulcera*.

Ces ulcérations avaient un caractère envahissant et se propageaient au voile du palais. La région du cou était gonflée; il se
produisait de la difficulté de respirer et de la dysphagie. L'affection était très contagieuse.

Il est bien difficile de savoir si ces ulcérations étaient ou non
précédées d'un aphte, car les auteurs anciens donnaient ce nom
à toute ulcération superficielle se produisant dans la bouche.
Nous lisons cependant dans un auteur du xviiie siècle : « Une
des sortes d'aphtes les plus mauvais est celle qui est accompa-
gnée d'une inflammation considérable qui gêne la respiration et
empêche la déglutition ; ce sont de très mauvais pronostics dans
les maladies malignes ; et lorsqu'on dissèque les cadavres de
ceux qui sont morts, on trouve quelquefois des *pustules* parse-
mées par tout l'œsophage, jusqu'à l'estomac. »

Dans un auteur du xvie siècle, Simon de Vallambert, nous
lisons, page 328 : « Entre les maladies des parties de la bouche,
celles qui sont les plus notables, sont comme la douleur de la sor-
tie des dents et les accidents qui les accompaignent, sçavoir les
inflammations et apostumes des gencives et des maschottères, le
prurit et piquement des gencives, par les *petites vescies* et escor-
cheures de la bouche et du bout de la langue, et du palais que
les Grecs nomment Aphtœ. »

Faut-il conclure de ces deux citations que les ulcérations

---

(1) Doctor, Ilephonsus Nunez Llarenensis, Medicus Hispalensis. *De Gut-
turis et faucium ulceribus anginosis ; vulgo Garrotillo*. Impresso in Sevilla
por Francisco de Lyra. Año 1615.

étaient toujours précédées de l'apparition d'un aphte? nous ne le pensons pas. Mais pour résoudre cette question, il faudrait se livrer à des recherches historiques et bibliographiques qu'il nous serait difficile de mener à bien.

Dans son livre, Marteau ne fait pas allusion aux Epidémies qui ont régné en Espagne au xviiᵉ siècle. Peut-être ne les connaissait-il pas? Mais il cite Rivière, Sennert, Tournefort, Van Swyeten et, parmi les anciens, Arétée de Cappadoce et Hippocrate. La maladie observée en Allemagne par Van Swyeten présentait beaucoup de traits de ressemblance avec celle décrite par Marteau. L'apparition pour ainsi dire presque constante d'aphtes, nettement définis, au début de cette affection, le caractère envahissant, gangréneux et nécrosique qu'ils prenaient si rapidement, l'évolution rapide de l'infection, la fétidité de l'haleine et de la salive, ainsi que les autres caractères résumés plus haut, militent en faveur de l'opinion de Marteau, que cette maladie était nouvelle en France.

De nos jours, on a voulu faire rentrer ces angines aphteuses, gangréneuses et nécrotiques, dans la diphtérie. Il est permis de se demander si cette intégration est légitime?

De ce qu'on a guéri des cas de stomatite aphteuse à l'aide d'injections de sérum antidiphtérique, on ne peut conclure qu'une chose, c'est que ce sérum exerce son action sur d'autres maladies que la diphtérie, ou qu'il a agi seulement en tant que sérum.

Je termine ici ce que j'avais à dire sur la stomatite aphteuse et sur les aphtes, et je m'excuse d'avoir formulé plus de doutes que de démonstrations.

Il me suffit d'avoir essayé de montrer sur quelles bases fragiles repose la spécificité de la stomatite dite aphteuse, exception faite pour celle transmise, avec une grande rareté, du reste, par les bovidés; d'avoir appelé l'attention sur les conditions si variables, si mal connues encore, présidant à l'apparition des aphtes et sur l'importance jouée dans la production de ceux-ci, par l'état général acquis ou héréditaire du sujet; sur la non-spécificité de cette manifestation locale, ordinairement accidentelle ou banale, mais qui semble avoir joué, dans le passé, un rôle considérable dans la symptomatologie d'épidémies de gravité exceptionnelle.

Sur la culture des microzymas de Béchamp.

M. V. GALIPPE : Au cours d'expériences poursuivies pendant quatre années (1890-1894) sur ce que j'ai appelé le *Parasitisme normal*, j'ai constaté un certain nombre de faits nouveaux, dont beaucoup sont restés inédits, faute de pouvoir alors être interprétés.

La méthode que j'ai employée a été décrite en 1891 et s'applique aussi bien aux tissus normaux qu'aux tumeurs solides ou liquides. Cette méthode consiste succinctement dans l'utilisation, comme milieu de culture, de l'organe même dans lequel on se propose de rechercher la présence des microorganismes et dans l'ensemencement ultérieur de ceux-ci dans un liquide nutritif approprié, à l'aide d'un dispositif spécial.

Au cours de ces expériences, je trouvai souvent, dans mes préparations, des granulations moléculaires sur la nature desquelles je n'étais pas fixé. Je les montrai à mes amis regrettés, Nocard et Vignal, qui partagèrent mon indécision, mais tous trois nous tombâmes d'accord sur ce point, que ces granulations étaient identiques à celles contenues dans les cellules du tissu examiné et qu'elles en provenaient.

Nous avons observé ces granulations brillantes, formant souvent des amas très considérables et doués, parfois, d'une sorte de mouvement de trépidation, dans les cultures obtenues, avec le foie, le rein, le testicule, la rate, le cerveau de différentes espèces animales ainsi qu'avec des embryons ou des fœtus.

On les rencontrait surtout dans les cas où les fragments d'organes restaient inaltérés et, alors, on ne constatait pas la présence de microorganismes dans les liquides de culture.

Parfois ces granulations semblaient renfermer dans leur intérieur des ponctuations extrêmement fines.

On les observait également dans les fragments d'organes ayant subi l'action de la cuisson, et leur forme ne semblait pas modifiée.

À cette époque, je ne connaissais que très incomplètement les travaux de Béchamp que j'ai étudiés depuis, et je n'ai pas eu par conséquent l'idée de comparer ces granulations avec celles décrites par ce savant sous le nom de *microzymas*.

Dans ces dernières années l'attention a été de nouveau et vivement attirée sur ces questions, et les faits qui, pour moi, étaient restés obscurs, se sont trouvés expliqués.

Il me paraît donc aujourd'hui infiniment probable que les granulations moléculaires que j'ai observées au cours de mes expériences, peuvent être identifiées aux *microzymas* de Béchamp. Ces granulations se multipliaient sans doute à la surface ou dans les couches superficielles des tissus dont elles provenaient.

Sauf dans un cas, du reste douteux, je n'ai pas réussi à les cultiver dans les bouillons de culture usuels. Et cela n'est pas surprenant, de tels organites ne doivent pouvoir se multiplier que dans les milieux de composition aussi voisine que possible de ceux dont ils sont issus.

Mais de grands progrès ont été récemment faits dans cette voie nouvelle.

Non seulement on sait maintenant conserver des organes et des tissus vivants, dans des milieux appropriés, mais encore, ainsi que vient de nous l'apprendre notre collègue, M. le professeur Pozzi, M. A. Carrel a réussi à cultiver des cellules et à obtenir leur multiplication.

Or, si les idées de Béchamp sont vraies, si les *microzymas* sont facteurs des cellules qui les renferment, si c'est en eux que résident les propriétés de la cellule, on voit tout l'intérêt qu'il y aurait à les cultiver, à conserver ces semis de cellules, à rechercher s'ils pourraient être utilisés pour hâter la cicatrisation ou provoquer la réfection des tissus semblables à ceux dont ils proviennent.

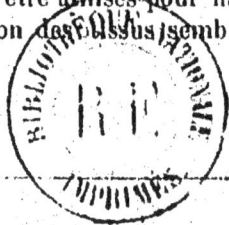

Paris — L. Maretheux, Imprimeur, 1, rue Cassette. — 15187.

www.ingramcontent.com/pod-product-compliance
Lightning Source LLC
Chambersburg PA
CBHW050441210326
41520CB00019B/6029